AF332358

DE

L'ALIMENTATION IODÉE

COMME MOYEN PRÉVENTIF ET CURATIF

**Dans toutes les maladies où l'iode est employé
à l'intérieur comme médicament**

PAR

A.-A. BOINET

Chevalier de la Légion d'honneur; Docteur en médecine;
Chirurgien-consultant des maisons impériales Napoléon; Membre titulaire de la Société de chirurgie,
de la Société de médecine du département de la Seine, des Sociétés médico-pratique,
anatomique, d'émulation, d'observation de Paris;
Lauréat de l'Académie des sciences, de l'Académie impériale de médecine, de la Faculté et des hôpitaux
de Paris, de la Société de médecine de Toulouse; Correspondant du Cercle médical et chirurgical
de Montpellier, de Sociétés médico-chirurgicales d'Angers, Bruxelles,
Bordeaux, Toulouse; etc., etc.

Extrait du Moniteur des sciences.

PARIS

AU BUREAU DU MONITEUR DES SCIENCES

1860

LE MONITEUR DES SCIENCES

MÉDICALES ET PHARMACEUTIQUES,

LE MOINS CHER DES JOURNAUX DE MÉDECINE.

21, quai de l'Horloge, à Paris,

Est le journal des Médecins et des Pharmaciens intelligents, qui aiment l'esprit d'indépendance.

Outre un grand nombre de travaux originaux sur toutes les sciences médicales, il publie chaque semaine :

1° Un compte-rendu et une *appréciation* de la séance de l'Académie de Médecine ;

2° Un compte-rendu et une *appréciation* de la séance de l'Académie des Sciences ;

3° Un *compte-rendu-appréciation* de la Société de Chirurgie;

4° Une Revue *complète* de Pharmacie et des Sciences accessoires.

Le Moniteur des sciences est le *seul* journal où soient sérieusement discutées, par des collaborateurs spéciaux, toutes les questions importantes de jurisprudence professionnelle et de médecine légale.

Le Moniteur des sciences paraît trois fois par semaine : le mardi, le jeudi et le samedi.

Prix d'abonnement : 22 fr. par an pour Paris et les départements. — Le port en sus pour l'étranger.

En vente au bureau du MONITEUR DES SCIENCES :

De l'interdiction des aliénés, par M. H. de Castelnau, ex-inspecteur général adjoint des prisons et des asiles d'aliénés de France, rédacteur en chef du *Moniteur des Sciences*. Un beau vol. grand in-8° jésus; prix, *franco*, pour toute la France, 7 francs.

Des règles à suivre dans l'administration des **Anesthésiques**; leçons faites à l'Hôtel-Dieu, par M. A. Robert, chirurgien de l'Hôtel-Dieu, rédigées par M. le Dr Doumic, et suivies d'une note *sur un moyen facile et exact* de constater la pureté du chloroforme, par M. Berthé.— Paris, 1859. Prix, franc de port pour toute la France, 1 fr. 50 c.

Paris. — Imprimé par A. Henry Noblet, rue du Bac, 30.

DE

L'ALIMENTATION IODÉE[*]

> Lorsqu'un produit organique présente les qualités d'un remède, rien ne peut le remplacer, quelle que soit la valeur de ceux qu'offre à notre choix la chimie artificielle.
>
> L'iode contenu dans le sol, l'air, les eaux et les produits alimentaires, active toutes les fonctions, la nutrition, et donne la force et la santé.

Tout le monde sait aujourd'hui que l'iode est un des corps les plus répandus dans la nature, et des plus utiles pour la thérapeutique, mais ce précieux métalloïde n'est pas seulement un médicament externe ou interne, à la manière des autres agents thérapeutiques, c'est aussi un aliment indispensable à l'existence. Contenu dans le sol, l'air, les eaux et les produits alimentaires, il active toutes les fonctions, la nutrition, et donne la force et la santé, quoique sa découverte soit de date toute récente (1811), son emploi médical remonte à une haute antiquité. Ce qui prouve surtout en faveur des vertus bienfaisantes et curatives de ce produit, c'est que son usage paraît s'être perpétué par la tradition dans les usages et la médecine populaires des différents pays, et les peuples à l'insu les uns des autres, employaient dans les mêmes cas les plantes marines, l'éponge, les fucus, les eaux-mères des salines, l'huile de foie de morue, etc. Les Chinois faisaient usage contre le goître, depuis un temps impossible à préciser, de plantes marines et d'éponge ; ils employaient à l'intérieur et à l'extérieur le sel marin brut, qui comme on le sait, contient quelque peu d'iode. Un célèbre médecin de Montpellier, qui professait au XIIIe siècle, Arnaud de Villeneuve, traitait le goître et les écrouelles par l'éponge brûlée.

[*] M. le professeur Trousseau a fait un rapport sur ce travail dans la séance du 28 février 1860, et des remerciments ont été votés à M. Boinet.

Fondés sur l'observation, la plupart des auteurs anciens, Méad, Brambilla, attribuaient beaucoup d'avantages à la prolongation du séjour dans la bouche, de l'éponge administrée sous forme de tablettes ou d'électuaire. Les habitants de la Colombie, se servent de temps immémorial, du résidu ou des eaux-mères de différentes salines, contre le goître et les affections scrofuleuses. Le docteur don Magin Bonet, professeur de chimie à l'université d'Oviédo, a fait connaître récemment que les paysans des Asturies se servent traditionnellement, sous forme de cataplasmes et de décoctions dans le traitement de plusieurs maladies lymphatiques, du *fucus palmatus*, plante dont on connaît la grande richesse en iode. Depuis Celse, un grand nombre de médecins éminents, parmi lesquels on distingue Bordeu, Stoll, Cullen, etc., ont préconisé les eaux minérales contre les scrofules, les constitutions lymphatiques. Hippocrate, Pline, Macbride, etc., parlent également des avantages de l'eau de mer dans les scrofules, les constitutions faibles et lymphatiques.

L'analyse chimique et les recherches de nos savants modernes, en faisant découvrir l'iode dans une foule de produits, de plantes, d'eaux minérales, dans l'air, les aliments, etc., où auparavant on ne soupçonnait pas sa présence, sont venus fournir l'explication des vertus curatives et nutritives fort anciennement connues, de l'éponge brûlée, des plantes marines, des eaux-mères, de l'huile de foie de morue et de plusieurs eaux minérales, soit ferrugineuses, soit sulfureuses des salines ; mais c'est au docteur Coindet, de Genève, qu'appartient l'honneur d'avoir introduit l'iode, et par suite ses composés dans la matière médicale. Ses travaux firent une impression bien vive sur les médecins de toutes les nations de l'Europe, et plusieurs ne tardèrent pas à agrandir le cercle des applications de l'iode, en l'employant contre le goître, les scrofules, les syphilis invétérées, la goutte, le rachitisme, les rhumatismes chroniques, la phthisie, les maladies de la peau, le cancer, etc.; et Lugol, en France, contribua largement à le populariser dans les maladies scrofuleuses et lymphatiques. Cette substance, devenue aujourd'hui d'un usage si général, est douée de vertus si nombreuses, justifiées d'ailleurs par les succès les plus remarquables, qu'elle a dû fixer l'attention des savants de notre époque ; aussi, dans ces dernières années, a-t-elle été l'objet de travaux nombreux et sérieux, à la tête desquels se placent les recherches et les heureuses applications de MM. Lugol, Velpeau, Ricord, Grange, Fourcault, Cantu, Boussingault, Meyrac, Niepce, Chatin, etc. De notre côté (1), nous avons cherché à étendre encore les applica-

(1) *Iodothérapie*, ou de l'emploi de l'iode et de ses composés en médecine et en chi-

tions de cette héroïque substance, et, par son emploi, nous sommes arrivé à guérir plusieurs maladies qui, jusque-là, avaient été regardées comme incurables, tels que les abcès par congestion, les hydropisies des ovaires, les kystes du foie, etc.

Des études et des observations de ces savants, il résulte, en effet, que l'iode est abondamment répandu dans la nature organique et inorganique, qu'on le rencontre en plus ou moins grande quantité suivant les contrées, dans l'air, le sol, les eaux et les produits alimentaires, et que les milieux géographiques, géologiques et chimiques où l'iode manque, sont les contrées où l'on observe le goître, le crétinisme, les scrofules, les constitutions faibles et lymphatiques, la phthisie; en un mot toutes les maladies qui dépendent de la débilité générale; que les produits d'un sol fumé avec des varechs, contiennent une proportion plus grande d'iode; enfin, que les graines de végétaux placés dans un sable pur, arrosées avec une solution d'iode, lèvent un peu plus vite que les graines semées à l'ordinaire, et que les plantes qui en proviennent sont plus vigoureuses, et que les animaux qui sont nourris avec ces plantes sont plus robustes. De tous ces faits, ces savants ont conclu que l'iode est une substance avantageuse et nécessaire à la vie; aussi bien pour les plantes que pour les animaux, et qu'on ne peut trop recommander l'introduction des produits iodurés dans l'alimeatation des animaux destinés à fournir à l'homme une partie de sa nourriture, et ont recommandé aux agriculteurs de disposer des engrais et des amendements iodifères dans le sol.

En conséquence de ces savantes recherches et de ces précieuses observations que le goître, le crétinisme, les scrofules, etc., n'existent pas ou sont bien plus rares dans toutes les contrées du monde où il se trouve de l'iode en suffisante quantité dans le sol, l'air, les eaux et les produits alimentaires et que l'énergie des fonctions de la vie est en raison directe de sa quantité dans notre économie, nous avons pensé que l'iode pouvait être un aliment aussi bien qu'un médicament, ou plutôt que l'iode était plus un aliment qu'un médicament, puisqu'il entre dans la composition de toutes les substances si nécessaires à la vie; partant de cette idée, nous nous sommes empressé de joindre l'iode à l'alimentation de l'homme, comme moyen curatif et préservatif d'un grand nombre de maladies, de celles surtout où les bons effets de l'iode et de ses préparations avaient été constatés, comme médicament très-efficace, dans le goître, le crétinisme, les scrofules et toutes les maladies qui en dérivent, comme les affections de la peau,

rurgie (ouvrage couronné par l'Académie des sciences et par l'Académie de médecine ; 1 vol. in-8°, 830 pages, chez Victor Masson, place de l'Ecole-de-Médecine, Paris.

les engorgements des glandes, le carreau, les caries des os, les tumeurs blanches, les abcès froids, certains ulcères, certaines ophthalmies, la phthisie, dans les maladies vénériennes constitutionnelles,
les rhumatismes chroniques, la goutte, le cancer, etc., pensant qu'en
agissant ainsi nous parviendrions à modifier, à améliorer la santé générale des individus, et à guérir toutes les maladies dont l'iode est le
remède. De nombreuses observations recueillies avec soin depuis bientôt dix ans, sont venues justifier toutes ces prévisions si logiques, que
l'iode employé sous la forme alimentaire, pouvait prévenir et guérir
un grand nombre de maladies générales graves et toutes les maladies
locales qu'elles engendrent.

Considérant donc l'iode comme un aliment et non plus comme un
médicament, nous avons cherché sous quelle forme il conviendrait
mieux de l'administrer. Celle qui nous a paru la meilleure, d'après
ous les essais que nous avons faits dans un grand nombre de cas, et
qui est en effet exempte de tout inconvénient, est la forme qui nous
est présentée par la nature ; c'est-à-dire que nous avons voulu faire
pour l'homme ce qu'on avait fait pour les plantes et les végétaux,
qu'on fume avec des varechs : nous avons administré l'iode tel qu'on
le trouve dans la nature, combiné avec les plantes qui en contiennent
en plus grande quantité. Employé ainsi à faibles doses, d'une manière
presque insensible mais continue, il a des effets très-avantageux et
très-remarquables ; il ne trouble pas les fonctions digestives, comme
il arrive toujours lorsqu'on administre les préparations iodiques telles
que la pharmacie nous les prépare.

S'il nous fallait dire d'une manière positive quel est son mode d'action sur l'économie et expliquer ce qui se passe dans l'organisme
soumis aux aliments iodés, nous serions fort embarrassés ; mais il
nous a suffi d'avoir pu en apprécier tous les effets pour en signaler
tous les avantages et pour montrer son heureuse influence sur les organes de la digestion et de l'assimilation. Il est probable que l'iode,
qui paraît avoir la propriété de changer l'état des solides et des liqui-
des sans produire des effets immédiats sensibles, agit en imprimant à
l'économie une stimulation générale qui détruit les engorgements
lymphatiques, les tumeurs de toute nature, et permet aux organes de
reprendre leurs fonctions. Sous son influence, la circulation est acti-
vée, et, par suite, les forces digestives sont excitées, accrues, et toutes
les apparences d'une meilleure santé se manifestent.

Si nous avons donné la préférence à l'iode non préparé par la chimie, et tel qu'on le trouve combiné dans la nature aux plantes, c'est,
comme nous l'avons déjà dit, pour imiter la nature, et ensuite pour
ne pas administrer une préparation d'iode qui, prise pendant long-

temps, pourrait irriter la muqueuse du tube digestif. Sous la forme où nous l'employons, il se prête avec facilité aux convenances, au goût, aux caprices mêmes des malades, puisqu'on peut l'associer facilement à tous les aliments, à toutes les boissons et à toutes les pâtes (1). Ainsi, quand nous considérons l'iode comme un aliment, avec l'idée de soumettre l'homme à une alimentation iodée, nous ne voulons pas dire qu'on devra consommer l'iode à l'état métalloïde, par exemple; nous ne sommes pas oublieux à ce point des premières lois de la nature; mais, de même que ce n'est point au charbon végétal ou minéral, ni à ses combinaisons oxygénées ou hydrogénées à l'état d'isolement que nous empruntons le carbone dont nous vivons, mais bien aux végétaux qui ont pu préparer pour nous ce principe, le rendre soluble et assimilable, en l'amenant à l'état de sucre, de fécule, de principe gras, etc., de même aussi, dans l'alimentation iodée que nous conseillons, recommandons-nous d'avoir recours anx préparations iodées naturelles, négligeant les produits du laboratoire. C'est au fucus, aux plantes marines, aux crucifères, aux sels iodifères, à quelques sources iodées naturelles, etc., que nous nous adressons; c'est là seulement que nous pouvons rencontrer à l'état de molécule organique facilement assimilable l'iode que nos organes peuvent sans danger mettre à profit.

Le but à atteindre étant l'introduction de l'iode dans le sang, plus les molécules organiques que nous employons seront divisées, plus l'absorption et l'assimilation en seront faciles; les vaisseaux capillaires ne s'emparant jamais que d'une portion très-minime des substances inorganiques qu'on livre à leur absorption ; il n'est donc pas rationnel de prescrire de fortes doses d'iode et d'en verser des quantités considérables dans l'estomac, quand les besoins de l'économie peuvent être si facilement remplis. Il est évident que la plus grande partie du médicament prescrit dans ce cas est inutile, et à certain degré nuisible; les faits et le raisonnement démontrent que l'iode doit être donné en très-petite quantité et suffisamment divisé.

Tout le monde ne sait-il pas que la composition des eaux naturelles les plus actives, les ferrugineuses, par exemple, démontre expérimentalement ce que la théorie indique à ce sujet. Très-peu de sources ferrugineuses contiennent plus d'un centigramme de fer sur

(1) Pour éviter l'irritation que la teinture d'iode administrée à l'intérieur pourrait produire sur l'estomac et les intestins, nous avons l'habitude, depuis bien des années, de ne le donner aux malades que mélangée aux boissons qu'ils prennent pendant les repas et de ne leur donner que de la teinture d'iode, rendue soluble par l'addition d'une certaine quantité de tannin.

250 gr. d'eau, et cependant qui ne connaît les bons effets des eaux ferrugineuses sur le sang, qu'elles ramènent à sa composition normale dans les cas d'anémie et de chlorose?

Il est une autre classe d'eaux minérales qui nous intéresse plus particulièrement, puisqu'elles ont rapport à notre sujet, où les principes actifs se rencontrent aussi dans une solution très-étendue. Les sources de Kreuznach contiennent seulement un centigramme et demi de bromure de magnésium et de sodium et à peine un centigramme d'iodure sur 500 grammes d'eau, et leur action dans les engorgements glandulaires et les autres manifestations de la diathèse scrofuleuse et lymphatique est irrécusable.

Depuis plusieurs années ces faits et d'autres analogues nous ont conduit à penser, et l'expérience est venue nous le prouver, que l'effet utile de certaines substances métalliques, et de l'iode en particulier, en tant qu'agents thérapeutiques, peut être obtenu par des doses comparativement minimes, pourvu que la division soit suffisamment étendue.

Quand l'iode ou ses composés ne sont pas suffisamment déliés, divisés, les fonctions de l'estomac sont activées de manière à subvenir à l'insuffisance de la solution et à placer le médicament dans des conditions telles qu'il puisse passer dans le sang; mais, dans certains cas de débilitation ou de faiblesse de la constitution, il est à désirer que les actes secrétoires de l'estomac ne soient pas augmentés, afin de ne pas diminuer inutilement les forces des malades. Un autre avantage de ce dosage modéré, c'est qu'il permet de l'administrer dans les aliments. C'est ainsi que le sel mélangé à nos aliments sert à faciliter la digestion et est absorbé en partie sans produire l'action laxative qu'il amène quand on le prend le matin à jeun. Dans le premier cas il est absorbé graduellement avec les aliments ; dans le second, étant mis en trop grande proportion et trop brusquement en contact avec les capillaires, il est rejeté de la muqueuse, de circonvolution en circonvolution, et agit ainsi comme purgatif; que si la solution du sel est très-concentrée, elle n'arrivera pas aux intestins et produira un effet vomitif. Si la solution de chlorure de sodium (sel de cuisine) est au contraire plus étendue que dans le premier cas, nous n'aurons plus une action vomitive ni purgative, mais bien un effet diurétique; alors le sel ayant pénétré dans la circulation est éliminé par les reins. Ces faits montrent que l'on doit toujours agir avec la plus grande réserve sur un mécanisme aussi sensible que l'organisme humain, et se garder que, dans certains cas, des actions aussi énergiques que celles dont nous venons de parler ne se produisent pas dans un sens défavorable à la santé, par l'administration intempestive de doses trop fortes ou de préparations chimiques dont le contact sur la muqueuse de l'estomac produit de l'irritation d'abord, ensuite de l'inflammation.

Pour administrer l'iode d'après ces préceptes et suivant nos vues, nous avons donc eu recours aux aliments et aux boissons d'un usage journalier. Le pain ordinaire, le pain d'épices, les gâteaux, les biscuits, le chocolat, le lait, le vin, la bière, les sirops, les pâtes, etc., sont les principaux excipients que nous avons choisis et que préfèrent les malades et surtout les enfants, qui peuvent en faire usage sans se douter qu'ils prennent un médicament. Ces aliments iodés, en même temps qu'ils sont très-économiques, sont d'un usage général et servent à peu près partout à la nourriture de chaque jour. Préparés avec les substances iodées naturelles, comme celle que nous employons, ils remplissent avantageusement le but que nous nous proposons, celui d'offrir aux constitutions faibles, lymphatiques, scrofuleuses, détériorées par les excès ou les maladies, un aliment qui, en même temps qu'il nourrit, améliore et guérit. L'iode, administré dans ces conditions et sous cette forme, est pris en quantité si minime, que ceux qui se nourrissent d'aliments ainsi préparés sont loin de se douter qu'ils prennent cette substance. Procéder ainsi, c'est imiter la nature et la suivre pas à pas ; c'est donner à doses presque infinitésimales, mais quotidiennes, aux individus dont la constitution a besoin d'iode, et qui ne le trouvent pas en assez grande quantitité pour leur état particulier dans les produits alimentaires dont ils usent habituellement ou dans les milieux où ils vivent, un aliment nécessaire, indispensable à leur constitution; c'est enfin placer ceux qui en font usage dans les mêmes conditions que les peuples qui, sans s'en douter, bénéficient, au point de vue de leur constitution et de leur santé, de l'iode qu'ils trouvent naturellement dans les milieux où ils vivent et qu'ils absorbent dans l'air qu'ils respirent, dans les boissons et les aliments dont ils font usage d'une manière continue.

Déjà M. Grange avait fait remarquer que l'emploi culinaire du sel marin iodé serait un mode avantageux de traitement dans le goître, les scrofules et beaucoup de maladies de la peau.

M. Boussingault avait observé que dans les Andes, où les populations font usage d'un tel sel, elles sont préservées du goître et du crétinisme, des scrofules, de la phthisie, tandis que d'autres, qui n'ont pas les mêmes ressources, en sont atteintes. De notre côté, dans les essais que nous faisons depuis 1840 des aliments iodés, comme moyen prophilactique et thérapeutique, nous avons choisi des sujets gravement atteints de dégénérescence strumeuse et offrant toutes les variétés des scrofules, ophthalmies, ulcères, maladies de la peau, glandes, carie des os, tumeurs blanches, etc., et, dans la grande majorité des cas, la guérison a eu lieu après l'usage pendant plusieurs mois d'une alimentation iodée continue. Tous les individus soumis à l'alimentation iodée, et sans autre médication soit générale ou locale, en ont retiré des effets très-avantageux et ont vu disparaître assez promptement toutes les manifestations scrofuleuses dont ils étaient entachés.

Voulant donner à cette expérimentation toute la valeur qu'elle avait à nos yeux, nous avons prié notre honorable confrère, le docteur Braive, médecin du bureau de bienfaisance du troisième arrondissement, de nous adresser les enfants les plus scrofuleux de la circonscription dont il était chargé ; nous les avons nourris avec du pain iodé, et tous ces enfants, quoiqu'ils fussent d'ailleurs dans des conditions hygiéniques qui n'étaient pas à l'abri de tout reproche, ont guéri ou éprouvé une amélioration des plus sensibles. M. le docteur Braive, qui a suivi avec soin tous les malades qu'il nous avait adressés, a constaté avec nous et avec M. Dorvault que le succès avait dépassé nos espérances, et que cette alimentation n'avait donné lieu à aucun accident ; qu'elle ne produisait ni sensation désagréable au goût, ni douleur gastralgique. Chez tous ceux où cette alimentation est mise en usage, le pain ordinaire est remplacé à tous les repas par le pain iodé; celui-ci a toujours paru augmenter l'appétit, et ceux qui en mangeaient sentaient leurs forces et leur vigueur augmenter.

Cette manière d'administrer l'iode sous la forme alimentaire, à petites doses et pendant longtemps, n'a jamais produit aucun dérangement ni sur l'estomac, ni sur les intestins ; elle est, sans contredit, le meilleur moyen de faire pénétrer cette substance dans le système absorbant chylifère, et d'agir sur l'ensemble de l'organisme par les voies de la nutrition. En effet, à la faveur de cette association, l'iode pénètre plus facilement dans la masse du sang et parvient dans les fibres les plus déliées des organes; et quand on pense que la proportion si faible d'iode contenue dans un gramme de poudre d'éponge suffit pour faire diminuer un goître quand on continue pendant longtemps l'administration de cette poudre, on ne saurait s'empêcher d'attribuer une influence considérable à la présence ou à l'absence d'une très-faible proportion d'iode existant dans une boisson, un sirop, ou dans un aliment qu'on emploie tous les jours et à tous les usages. Cette manière d'administrer l'iode étant applicable à tous les cas pathologiques qui réclament la médication iodique, et cette application étant d'une facilité et d'une simplicité si grandes, nous nous faisons un devoir de la recommander à tous nos confrères et à tous ceux qui seront forcés de recourir aux préparations iodées (1).

(1) Tous les aliments iodés dont nous avons fait usage, pain, vin, gâteaux, biscuits,

L'idée que l'iode, administré d'une manière continue et pendant longtemps, peut produire des accidents plus ou moins considérables, tels que l'amaigrissement, l'atrophie de certains organes, etc., idée que bien des médecins partagent encore. cette idée, dis-je, pourrait bien en arrêter quelques-uns dans l'emploi de l'iode comme aliment ; mais cette propriété atrophique de l'iode n'est rien moins qu'une grosse erreur qu'il est bon de faire disparaître, et, si je m'en rapporte aux faits nombreux que j'ai observés, je crois pouvoir affirmer que, loin de produire l'atrophie et l'amaigrissement, l'iode est, au contraire, très-propre au développement des organes. Parmi plusieurs exemples que je pourrais citer, je ne mentionnerai que les trois suivants : Trois dames, l'une âgée de 24 ans, les deux autres de 30 ans environ, ont un embonpoint désagréable, gênant ; chacune d'elles pèse plus de deux cents livres : elles demandaient qu'on les fît maigrir. Comme tout le monde, je croyais à la propriété atrophique de l'iode continué pendant longtemps ; dans cette pensée, je les soumis à un traitement iodé institué de la manière suivante : elles commencèrent par prendre trois fois par jour, au moment des repas, dix gouttes de teinture d'iode iodurée. Ce traitement, continué pendant plusieurs mois, n'a eu d'autre résultat que d'augmenter l'appétit, de rendre la digestion plus facile et de donner à ces dames une force et une activité qu'elles n'avaient pas auparavant ; elles diminuaient de volume, c'est-à-dire que la figure, les mains, le corps et les membres étaient moins bouffis ; mais elles ne perdaient pas de leur poids, qui avait plutôt augmenté de quelques livres. Peu à peu et successivement, la dose de la teinture d'iode fut augmentée et portée à soixante gouttes par jour, prises par vingt gouttes le matin, vingt gouttes à midi et vingt gouttes le soir. Il y a près de dix-huit mois que ces dames sont soumises à ce traitement et prennent tous les jours, depuis plus d'un an, soixante gouttes de teinture d'iode, sans en éprouver le moindre accident. Chez deux, les règles, qui n'avaient pas lieu depuis plusieurs années, malgré la médication ferrugineuse qu'elles avaient suivie pendant longtemps, ont paru après neuf mois de ce traitement et continuent assez régulièrement. Ces dames prennent la teinture d'iode dans le vin, en mangeant, comme j'ai recommandé de la prendre dans la goutte, les rhumatismes chroniques, noueux (voir mon *Traité d'iodothérapie*, p. 749) ; les mamelles, qui sont très-développées, énormes chez ces dames, n'ont pas subi la moindre atrophie ; en somme, la santé est meilleure, les chairs sont plus fermes, plus ré-

---

sirops, ont le plus souvent été préparés avec la plus scrupuleuse exactitude par bile pharmacien, M. Beguin.

sistantes, et ces personnes peuvent vaquer à leurs occupations et marcher beaucoup mieux qu'elles ne le faisaient auparavant ; si la graisse, le tissu cellulaire ont sensiblement diminué, le tissu musculaire a augmenté en proportion, et si elles ont diminué de volume, elles n'ont pas diminué de poids.

Ces faits prouvent bien, si je ne me trompe, que les effets fâcheux produits par les iodiques ne peuvent provenir que de l'administration d'une mauvaise préparation iodée, et non de l'iode administré pendant longtemps et même à haute dose.

L'opinion que l'iode administré pendant longtemps et à hautes doses a de grands inconvénients est basée sur les phénomènes fâcheux que présentaient les malades lorsqu'on leur administrait l'iode métalloïde ; en effet, ce dernier irrite fortement, même à petites doses, la muqueuse du tube digestif ; la teinture d'iode du Codex, administrée dans l'eau ou tout autre véhicule aqueux, sans addition d'iodure de potassium ou d'acide tannique, laisse précipiter des particules solides d'iode qui, en se déposant sur les parois de l'estomac et des intestins, y produisent de l'irritation d'abord, de l'inflammation et des ulcérations ensuite, ce qui amène des douleurs d'estomac, la perte de l'appétit, de mauvaises digestions, l'amaigrissement. Ce n'est donc pas l'iode absorbé qui produit l'amaigrissement et ses suites, mais l'iode agissant comme corps étranger, et produisant dans l'estomac et les intestins des lésions qui paralysent et empêchent les actes de la digestion ; mais tous ces inconvénients sont faciles à éviter, si on administre une préparation iodée qui ne laisse pas précipiter l'iode, et qui le rend tellement soluble qu'il est souvent impossible de le retrouver par les réactifs chimiques ; alors, non-seulement tous les accidents reprochés à l'usage de l'iode n'ont pas lieu, bien mieux, tous les individus soumis à ce médicament, convenablement administré, acquièrent de l'appétit et de l'embonpoint, et, chez les jeunes filles, se manifestent la coloration du teint, l'apparition des règles et le développement des seins, etc. Cette différence d'action de l'iode, selon sa préparation, est donc de la dernière importance. Aussi, depuis que l'on administre l'iode rendu complétement soluble par l'addition d'un peu d'iodure de potassium ou d'acide tannique, ou mieux tel qu'on le trouve dans la nature et à petites doses, il est facile à manier et ne produit pas d'accidents. La forme sous laquelle je l'emploie pour l'alimentation est, de toutes, la plus avantageuse et n'a jamais produit le moindre dérangement.

Les observations suivantes, que j'ai choisies parmi un grand nombre, et que j'ai empruntées de préférence à la pratique de ceux de mes confrères qui ont cru devoir essayer de cette alimentation iodée chez leurs malades, prouveront, mieux que tous les raisonnements, les avantages de l'iode naturel administré dans les aliments, les boissons, à petites doses longtemps continuées.

Scrofules guéries par l'alimentation iodée.

(OBSERVATION publiée par M. LEBERT, chirurgien de l'hôpital de Nogent-le-Rotrou, extraite de l'*Union médicale*. Année 1857. 19 octobre, page 494.)

M. Lebert a publié dans l'*Union médicale* une observation pleine d'intérêt à l'appui de l'alimentation iodée proposée par M. Boinet dans les affections scrofuleuses, cancéreuses et autres. Il s'agit d'un malade dont l'affection scrofuleuse avait résisté pendant cinq ou six ans à un grand nombre de traitements, et qui, dans l'espace de huit mois, a été radicalement guéri par l'alimentation iodée. Voici cette observation et les réflexions qui l'accompagnent. Elle prouve, en outre, que l'iode, administré suivant les procédés de l'auteur de l'*Iodothérapie* et pendant longtemps, ne produit pas l'intoxication.

Après avoir lu l'ouvrage de M. Boinet, ainsi que le mémoire qu'il vient de lire à l'Académie de médecine (1) sur l'alimentation iodée, surtout lorsqu'on a l'habitude de manier les préparations iodées, on demeure aisément convaincu de la justesse de ses observations. En effet, la théorie et l'expérience prouvent également que les maladies chroniques ne cèdent guère qu'à l'emploi d'une médication lente et graduée, tandis que les médicaments administrés aux doses ordinaires échouent le plus souvent. Alors l'estomac finit bientôt par se fatiguer de leur présence, au point de ne plus pouvoir les assimiler ; aussi combien ne voit-on pas de malheureux enfants qu'on bourre en quelque sorte d'iode, auxquels on fait prendre des quantités énormes d'huile de foie de morue ou d'iodure de potassium, et qui n'en retirent absolument aucun profit, quand il n'en résulte pas une aggravation de leur maladie. L'observation suivante prouve, d'une part, l'inefficacité des préparations d'iode administrées d'après les règles ordinaires et pendant un grand nombre d'années, et, d'autre part, les changements heureux et relativement trop rapides qui se sont manifestés sous l'influence exclusive du *pain iodé*. Pour être juste, je dois dire que c'est dans l'excellent ouvrage de M. Boinet sur l'iodothérapie que j'ai puisé l'idée de cette nouvelle médication, dont les résultats, je le répète, ne laissent rien à désirer, du moins chez mon malade.

OBS. 1. — Un jeune homme de 16 ans, d'un tempérament éminemment

(1) Séance du 28 septembre 1858.

lymphatique, et appartenant à une famille dont quelques membres sont morts phthisiques et plusieurs autres ont présenté des symptômes de scrofules, était atteint depuis son enfance d'un engorgement des glandes du cou qui se terminait presque toujours par la suppuration. Lorsqu'une glande commençait à disparaître, il s'en développait une autre à côté, de telle sorte que le cou était le siége d'un écoulement d'humeur continuel et de nombreuses cicatrices plus ou moins difformes. En outre, l'inflammation s'était emparée de l'apophyse mastoïde du côté droit et y avait produit une fistule qui donnait issue de temps en temps à quelques fragments osseux. La santé était d'ailleurs des plus mauvaises, l'appétit très-irrégulier, la digestion difficile, la faiblesse très-grande et le teint d'une pâleur extrême. Cependant, depuis cinq ou six ans, ce jeune homme avait été soumis à un traitement actif dirigé par divers médecins et par moi-même sans aucun résultat. Les tisanes amères, le sirop antiscorbutique, l'iodure de potassium et l'huile de foie de morue, les purgations, les vésicatoires et les bains de mer avaient été mis en usage, et l'état du malade était toujours le même. Enfin, guidé par les observations de M. Boinet, j'eus recours, l'hiver dernier, à l'alimentation par le pain iodé, tel que le conseille ce médecin, et à l'exclusion de toute autre médication. Dès lors je ne fus pas longtemps à m'apercevoir, chez mon malade, d'un changement favorable sous tous les rapports, et depuis huit mois qu'il ne mange que de ce pain, il n'est pas reconnaissable. Non-seulement il ne se forme plus d'engorgement ni d'abcès au cou, mais encore toutes les plaies fistuleuses restent fermées depuis plusieurs mois, et même les cicatrices sont devenues blanches et aussi régulières que possible. L'état général est très-satisfaisant, l'appétit constamment très-développé, la digestion parfaite, la figure colorée, l'embonpoint et les forces à l'état normal; en un mot, il s'est opéré chez ce jeune homme, depuis qu'il fait usage du pain iodé, une véritable métamorphose que je ne puis attribuer qu'à ce mode de traitement, que je me propose de suspendre pendant quelque temps pour le continuer ensuite tout l'hiver prochain, afin de mettre le malade à l'abri de toute récidive.

Cas grave et ancien de scrofules guéri par l'alimentation iodée. — Constitution lymphatique très-prononcée. — Engorgement chronique et abcès consécutifs des ganglions sous-maxillaires. — Periostoses scrofuleuses du tibia gauche. — Usage du pain et du vin iodés pendant six mois. — Guérison radicale.

Le rapport que M. Boulay a lu à l'Académie de médecine, relatif à l'introduction des médicaments dans le lait des animaux par voie d'assimilation digestive, m'a rappelé la méthode de l'alimentation iodée, proposée et employée depuis bien des années déjà par M. le docteur Boinet, dans toutes les maladies scrofuleuses et lymphatiques. Dans le but d'appeler l'attention des médecins sur cette excellente manière d'administrer certains médicaments, et surtout l'iode, je m'empresse de publier une observation très-intéressante et trèsprobante d'un cas grave de scrofules guéri par l'alimentation iodeé, employée à l'exclusion de tout autre médicament.

À l'appui des avantages de cette alimentation iodée, nous allons rapporter l'observation suivante ; elle nous paraît digne du plus grand intérêt.

Obs. II. — Une jeune fille de 13 ans, non réglée, d'une taille plus élevée que ne le comporte son âge, ayant les lèvres grosses, la figure bouffie, et offrant en un mot tous les signes de la constitution strumeuse, a eu une assez bonne santé pendant les premières années de son existence. Elle est née de parents qui paraissent sains et ont une bonne constitution.

A l'âge de 4 ans est survenue une rougeole, dont la marche a été irrégulière et qui a été suivie de maux d'yeux, d'engorgement des ganglions sous-maxillaires, de leur suppuration prolongée, et enfin de cicatrices indélébiles sur les côtés du cou, surtout du côté gauche. A 12 ans, fièvre typhoïde très-grave.

Depuis l'âge de 4 ans, cette enfant a été soumise, de temps en temps, à tous les médicaments préconisés contre la scrofule : huile de foie de morue, pilules d'iodure de fer, sirop anti-scorbutique, sirop ioduré, vin de quinquina, fer, tisanes amères, houblon, gentiane, bon régime, etc.

Depuis deux ans que cette jeune fille est dans une pension, placée dans un endroit salubre, et au milieu de cours et de jardins très-vastes, elle n'a pas cessé de prendre les médicaments indiqués plus haut.

Dans le courant du mois de novembre 1858, un gonflement diffus, accompagné de douleurs sourdes, apparut à la partie moyenne de la jambe gauche sur le tibia, qui paraissait gonflé, et l'était en effet dans une étendue de 7 à 8 centimètres.

Cette tumeur était une périostose qui, peu à peu, s'est ramollie et a donné lieu à un abcès qu'on a été obligé d'ouvrir avec le bistouri ; l'abcès vidé, il devint facile de constater que le tibia était le siége d'un gonflement très-marqué, surtout en le comparant au tibia du côté opposé ; quelques ganglions engorgés existaient au cou.

Appelé en consultation, M. le docteur Boinet fit cesser tous les sirops anti-scorbutiques, iodurós, l'huile de foie de morue, etc., que la malade prenait régulièrement tous les jours, et conseilla pour tout traitement le pain et le vin iodés à tous .es repas, un bon régime, un exercice modéré et l'application de quelques bandelettes d'emplâtre de Vigo sur l'abcès et le tibia gonflé.

C'était au commencement de janvier 1859. La petite malade fut, après quelques jours de ce nouveau traitement, renvoyée à sa pension, où les conditions hygiéniques étaient meilleures que dans l'habitation de ses parents. Sous l'influence de cette alimentation iodée, continuée régulièrement jusqu'à présent (avril 1860), la constitution s'est considérablement améliorée, la santé est revenue excellente, les ganglions ont disparu, de même que le gonflement du tibia, les abcès se sont cicatrisés, et si ce n'étaient les traces indélébiles que la guérison de ces abcès laisse à sa suite, on ne se douterait pas que cette jeune fille ait jamais été scrofuleuse; car elle offre aujourd'hui tous les attributs d'une constitution sanguine et de la santé la plus florissante.

Les chairs sont fermes et les muscles bien développés; les règles sont venues depuis trois mois, et cette alimentation iodée continuée depuis quinze mois n'a pas produit le plus léger symptôme d'iodisme. Elle fait ses études avec plaisir et se livre à tous les jeux de son âge; les courses prolongées ne la fatiguent pas.

Les réflexions que suggère cette observation sont tellement faciles que tout le monde ne manquera pas de les faire. Où trouver, en effet, un moyen plus simple, plus commode, plus agréable et moins dispendieux que l'alimentation de chaque jour pour administrer certains médicaments?

Il résulte donc de ce fait et des considérations que je viens d'énumérer, que l'alimentation iodée, suivant la méthode de M. Boinet, est un moyen très-simple pour administrer de l'iode aux malades.

Je dirai, en terminant ces réflexions, que la jeune fille dont je viens de rapporter l'observation, a supporté cette médication sans en paraître fatiguée; résultat qu'on n'obtient pas toujours en prescrivant de la teinture d'iode ou de l'iodure de potassium, mélangés soit avec des sirops, soit avec de l'eau distillée.

Tout en rendant justice aux savants qui ont fait entrer l'iode dans la thérapeutique, on doit adresser des remercîments à M. Boinet pour la facilité avec laquelle il fait pénétrer cet héroïque médicament dans l'économie, et le jour n'est pas éloigné où beaucoup de maladies constitutionnelles réputées incurables seront combattues avec succès par les préparations iodées, administrées suivant la méthode de M. Boinet. Pour mon compte, j'ai souvent été frappé des beaux résultats obtenus par cette médication.

Docteur P. Caton.

Abcès par congestion traité par les injections et l'alimentation iodées. —
Guérison rapide.

Par M. le docteur Ameuille (1).

Obs. 3. — Madame Eugène H..., âgée de 38 ans, de petite stature, d'un tempérament lymphatico-scrofuleux, mais ayant toujours joui d'une bonne santé, toujours bien réglée et mère de deux enfants, dont le dernier, âgé de 12 ans, est fort et bien constitué, ressentit pour la première fois, il y a trois ans environ, au mois de septembre 1856, des douleurs assez vives dans la hanche droite, à la partie supérieure et interne de la cuisse. La

(1) *Gazette des hôpitaux,* n° 23, p. 91, 1860.

marche, d'abord difficile, devint bientôt impossible; les mouvements de l'articulation coxo-fémorale étaient très-douloureux et le membre se porta dans l'abduction. Il y avait là tous les signes d'une coxalgie.

Appelé à lui donner des soins, je fis placer le membre dans une gouttière afin d'obtenir une immobilité complète, ce qui soulagea instantanément la malade. L'huile de foie de morue, l'iodure de potassium, le vin de quinquina et une alimentation animale très-succulente furent les principaux moyens employés.

Au mois de février 1857, les douleurs persistant, et rien n'indiquant encore la guérison, j'eus recours à la cautérisation transcurrente tout autour de l'articulation de la hanche. Six semaines après, je renouvelai le même moyen. Ces deux cautérisations eurent une action avantageuse très-marquée. Il s'ensuivit un mieux très-prononcé, et les douleurs disparurent presque complétement, ainsi que le gonflement qui existait autour de l'articulation et à la partie supérieure de la cuisse; mais les mouvements de l'articulation restèrent difficiles, roides, embarrassés; la malade avait de la peine à allonger le membre, et elle ne pouvait marcher qu'à l'aide d'une béquille.

Cette dame partit alors pour la campagne, où elle éprouva une amélioration des plus sensibles, et à son retour à Paris, dans le courant d'octobre, la guérison paraît presque complète, et le mois suivant elle marche sans boiter. La santé, qui s'était détériorée pendant son séjour au lit, était bien revenue et s'était maintenue très-bonne jusqu'en janvier 1859.

A cette époque, madame H... fut reprise d'une douleur sourde dans le haut de la cuisse droite (côté déjà atteint), mais principalement en dehors, au niveau du grand trochanter. Craignant de subir de nouvelles cautérisations et d'être soumise à un traitement pareil à celui qu'elle avait déjà suivi, elle s'adressa à divers charlatans, dont elle exécuta les prescriptions.

En mars, la tuméfaction de la cuisse et de la hanche devint plus considérable, et une fluctuation très-manifeste se montra au niveau du grand trochanter et à la partie externe de la cuisse, dans sa moitié supérieure; alors les douleurs devinrent plus intenses, la tuméfaction augmenta de même que la fluctuation, et la malade ayant éprouvé un affaiblissement considérable avec fièvre, fut forcée de garder le lit. Son état était devenu si grave, que le mari craignait de voir succomber rapidement sa femme. C'est alors qu'ayant perdu toute confiance dans les médicastres auxquels ils s'étaient adressés, ils vinrent de nouveau réclamer mes soins. C'était à la fin de juin.

Depuis plusieurs semaines la malade gardait le lit; elle ne pouvait marcher qu'en boitant et avec des douleurs atroces; elle avait une fièvre continue, des sueurs la nuit, la peau sèche, de l'altération, perte complète de l'appétit, etc.; elle avait beaucoup maigri. A la partie externe et supérieure de la cuisse droite, dans la moitié de sa longueur, il existait un vaste abcès par congestion qui menaçait de se rompre. Je pensai devoir traiter cette dame par la ponction de la tumeur et des injections iodées.

Je fis appeler notre honorable confrère, le docteur Boinet, pour pratiquer cette opération, et le 1er juillet, nous y procédâmes ensemble. La ponction donna issue à plus d'un litre de pus grumeleux, et après plusieurs lavages faits avec de l'eau tiède pour débarrasser complétement le foyer du pus et des grumeaux qu'il renfermait encore, une injection iodée à parties égales de teinture et d'eau, additionnée d'iodure de potassium, fut pratiquée. Pour tout traitement interne, la malade fut soumise à un régime tonique et à l'alimentation iodée, suivant la méthode préconisée par M. Boinet. Cependant, le pain iodé ne fut pris que pendant quelques jours ; mais le vin iodé, à la dose de 30 grammes par jour, fut continué jusqu'à présent.

Sous l'influence de ce traitement local et général, un changement vraiment remarquable s'opéra assez promptement dans la santé de cette dame ; les douleurs diminuèrent dans les premiers jours, ainsi que le gonflement du membre ; la fièvre cessa et l'appétit se réveilla bientôt. Un mois après, la malade avait repris de la fraîcheur, de la force et de l'embonpoint ; toutes les fonctions se faisaient régulièrement, et le 25 juillet, c'est-à-dire vingt-cinq jours après la première injection, madame H... put sortir, et, à partir du 1er août, elle s'est rendue chaque jour à la promenade.

Après la première injection, le trajet est resté fistuleux, de telle sorte que le pus s'écoulait d'une manière continue. Cinq injections iodées seulement ont été pratiquées : la première, le 1er juillet ; la deuxième, le 7 juillet ; la troisième, le 24 juillet ; la quatrième, le 20 août, et la dernière, le 9 septembre. Après la deuxième injection, le pus a tout à fait changé de nature ; ce n'est plus qu'une sérosité légèrement citrine, qui s'écoule en petite quantité ; à la dernière injection, le foyer purulent s'était tellement rétréci qu'il admettait à peine 50 grammes de liquide. Il ne se fit plus qu'un léger suintement par l'ouverture fistuleuse, qui se cicatrisa entièrement dans les premiers jours d'octobre.

Les forces de la malade sont entièrement revenues ; elle peut marcher autant qu'elle veut, et sans se fatiguer ni boiter ; son teint est rose et fleuri ; l'appétit est toujours excellent, et n'a jamais cessé depuis le commencement du traitement ; la malade a considérablement engraissé ; pour elle et pour sa famille, la guérison est complète ; mais, en raison de sa constitution lymphatique, j'insiste pour qu'elle continue son régime et son vin iodé.

Une remarque intéressante me paraît ressortir de cette observation, c'est que cette femme, âgée de plus de 40 ans, a pris de l'iode pendant plus de neuf mois (1) sans en éprouver le moindre inconvénient, et ces phénomènes d'intoxication qui, selon quelques médecins, ont lieu lorsqu'on administre de l'iode à petites doses longtemps continuées, ne se sont jamais manifestés ; au contraire, cette malade a

(1) Cette malade, que j'ai revue il y a quelques jours, jouit d'une excellente santé. Elle a continué le vin iodé jusqu'à présent.

éprouvé un bien-être rapide ; elle a engraissé, est devenue fraîche et bien portante.

Une seconde remarque, c'est la facilité d'administrer le médicament, dont la malade n'aurait pas même eu conscience si elle n'eût été prévenue.

Obs. 4. — Une petite fille de trois ans, atteinte de coxalgie, a été soumise au même traitement ; elle a pris une alimentation iodée complète, pain et vin. Cette enfant, très-abattue par ses douleurs, a vu celles-ci cesser immédiatement par la pose d'un appareil qui a immobilisé son articulation. Elle est gaie, vive, fraîche, et a un appétit magnifique depuis un mois qu'elle est soumise à l'alimentation iodée.

Ce fait vient confirmer les remarques précédentes sur l'administration de l'iode.

A l'occasion de ce mémoire, M. Rilliet adressa à l'Académie de médecine, le 15 octobre 1858, une note sur l'intoxication que produisait l'iode administré à petites doses longtemps continuées, et concluait que la nouvelle manière d'administrer l'iode que je proposais, était dangereuse et pouvait empoisonner.

Dans plusieurs lettres adressées à l'Académie (séance du 26 octobre 1858), et publiées dans le *Moniteur des Hôpitaux* (année 1858, page 1,019), et séance du 13 mars 1860 (*Gazette des Hôpitaux*, n° 32, 1860), il ne fut pas difficile de montrer que les faits d'iodisme apportés par notre savant confrère de Genève, pour prouver les dangers de l'alimentation iodée, n'avaient pas la valeur qu'il voulait leur donner ; que d'ailleurs ces faits étaient si rares, si exceptionnels et si en dehors de tout ce que nous observions habituellement en France, qu'ils ne pourraient jamais servir à faire considérer l'iode pris à petites doses comme un poison, et que jamais à Paris nous n'avions vu l'*iode administré convenablement* empoisonner personne ; que si d'ailleurs il fallait considérer l'iode comme un poison, il faudrait alors mettre au rang des poisons la plupart des substances dont nous nous alimentons chaque jour, le vin par exemple, qui pourtant n'a jamais été rangé dans la classe des poisons, quoiqu'il produise très-souvent l'intoxication alcoolique.

La discussion soulevée à l'Académie de médecine (séances des mois de février (28), mars et avril 1860) par le rapport de M. le professeur Trousseau, sur mon mémoire et sur celui de M. Rilliet, a d'ailleurs fait justice de l'opinion trop absolue émise par notre confrère génevois, et établi d'une manière inattaquable que cette prétendue action si funeste de l'iode pris à petites doses n'était qu'une exception bien rare, et si rare que les médecins de Paris qui ont le plus administré l'iode, ne l'avaient jamais observée, et que si elle existait, ce dont je ne doute pas pour mon compte, elle dépendait probablement de circonstances particulières, innappréciables et tout à fait inconnues. Sur ce point, l'opinion de l'Académie a été unanime.

Pour montrer que l'iode administré à petites doses et pendant plusieurs années, n'a pas dans nos contrées et chez nos malades les inconvénients graves signalés par M. Rilliet, je pourrais citer un grand nombre de cas, de manifestations scrofuleuses, comme engorgements chroniques des ganglions cervicaux, ophthalmies scrofuleuses, kératites, goîtres, affections vénériennes, goutteuses, cancéreuses, etc., où l'iode a été employé efficacement sous la forme alimentaire, c'est-à-dire à très-petites doses, sans jamais produire le moindre accident. Mais les faits de cette nature sont aujourd'hui si communs, si connus, et ont été observés si souvent par tous nos confrères, qu'il me paraît inutile d'insister plus longtemps sur ce point ; il n'est douteux pour personne, attendu qu'il n'est pas un praticien qui n'ait administré ou vu administrer l'iode, soit à doses minimes, soit à doses élevées, sans jamais observer les effets pathologiques remarqués si fréquemment par les médecins de Genève.

Entre des centaines de faits, qui sont tous à peu près semblables, je me bornerai à rapporter les deux suivants : le premier, parce qu'il a été observé par un médecin très-distingué des hôpitaux de Paris, M. Briquet, membre de l'Académie de médecine ; le second, parce qu'il s'agit d'un malade qui prend de l'iode depuis dix-huit ans, sans jamais avoir éprouvé le moindre symptôme d'iodisme constitutionnel.

Le premier cas a trait à une affection cancéreuse du sein, le second à un état scrofuleux grave compliqué d'une affection vénérienne chronique.

Obs. 5. — Une dame de chétive apparence, de constitution faible, d'une maigreur assez grande, ayant le teint jaunâtre, la peau sèche, etc., me fut adressée le 17 septembre 1857, par M. Briquet, pour une tumeur squirrheuse du sein droit.

Ce savant médecin désirait s'assurer si le traitement que j'avais préconisé contre les affections cancéreuses, dans mon Traité d'iodothérapie, page 676, et Gazette hebdomadaire, 1858, p. 538, aurait un bon résultat dans un cas qu'il regardait comme des plus graves et au-dessus des ressources de l'art.

Cette dame, âgée de 51 ans, a toujours eu une santé passable. Réglée à 13 ans, mariée à 26, elle a eu deux enfants qu'elle n'a pas allaités et qui se portent bien. Les règles ont cessé de paraître à 46 ans, après plusieurs pertes abondantes.

Sa mère est morte hydropique à 71 ans, avec des tumeurs dans le ventre ; son père à 73 ans, d'une apoplexie.

Elle raconte avoir reçu au commencement de 1856, il y a bientôt cinq ans, un coup sur le sein, et avoir ressenti des douleurs dans cet organe vers la fin de juillet de la même année. Depuis cette époque, les douleurs n'ont pas discontinué, et le sein a commencé à prendre un développement plus considérable. Ces douleurs étaient des élancements brusques, mais de courte durée, et ressemblaient à des coups d'aiguille, mais ils revenaient fréquemment. Peu à peu le mamelon a disparu et s'est caché dans l'épaisseur du sein, qui était dur et douloureux à la pression ; c'est alors qu'elle se décida à consulter M. Briquet, dont elle est la cliente habituelle et depuis bien des années.

Voici quel était l'état du sein lorsqu'elle se présenta à mon examen : à la palpation on reconnaît une tumeur dure, inégale, bosselée, un peu douloureuse à la pression, du volume d'un œuf d'oie, ce qui est facile à constater en raison de la maigreur de la malade.

Le mamelon est tellement rétracté qu'il est tout à fait invisible, et qu'à sa place on remarque un enfoncement considérable.

La couleur de la peau n'est pas changée.

Des élancements et des douleurs, qui s'irradient jusque dans le bras, existent dans le sein. On sent dans l'aisselle plusieurs petits ganglions très-durs, disséminés, et de la grosseur d'un haricot ; ils sont mobiles.

Les fonctions digestives se font assez régulièrement, mais la malade n'a pas d'appétit ; l'état général de la santé est médiocre, et tout annonce une grande faiblesse.

Cette dame est très-inquiète de sa position ; elle affirme n'avoir jamais eu de maladie vénérienne. Soumise au traitement que j'ai indiqué, et dont les préparations iodiques font partie, elle a pris tous les jours depuis cette époque, 17 septembre 1857, jusqu'à aujourd'hui ; c'est-à-dire depuis bientôt trois ans, environ 1 centigramme d'iodure de fer par jour, et jamais elle n'a ressenti le moindre effet iodique fâcheux. Au contraire, sous l'influence du traitement qu'elle a suivi, la santé générale s'est améliorée, elle a engraissé, elle est devenue plus forte, l'appétit a augmenté, les fonctions digestives ont été meilleures, et la tumeur du sein a disparu avec les douleurs et les ganglions axillaires, ainsi que M. Briquet a pu le constater tout dernièrement.

Les glandes mammaires, loin de s'atrophier, ont pris, comme le reste du corps, un développement plus considérable, et le sein malade est exempt de toute induration et présente les attributs d'un sein en bon état.

Cette dame, âgée de 54 ans, jouit d'une santé parfaite. Elle continue son traitement iodé.

Obs. 6. — L'autre exemple est celui d'un malade qui prend des préparations iodées depuis 18 ans ; il en prend trois ou quatre fois chaque année pendant un mois, de manière à se reposer pendant six semaines, deux mois, après chaque reprise.

D'abord, c'est par nécessité qu'il a pris ce médicament ; aujourd'hui, c'est par reconnaissance, tant il est persuadé que sa santé se détériorerait s'il cessait d'en faire usage.

D'une constitution très-scrofuleuse, caractérisée par de nombreux ganglions suppurés au cou, par une carie du sternum suivie d'abcès, il a eu plusieurs écoulements et des chancres, qui ont donné lieu à des accidents syphilitiques tertiaires, à de l'ozène, de la carie des os du nez et de plusieurs alvéoles du maxillaire supérieur, à une perforation de la voûte palatine, etc. Sous l'influence des préparations mercurielles et iodiques, tous les accidents ont disparu.

C'est en 1842 qu'il a été soumis pour la première fois à l'usage de l'iodure de potassium, et, quoiqu'il soit guéri depuis longtemps, il se soumet chaque année, trois ou quatre fois pendant un mois, à cette médication. C'est à petites doses qu'il prend l'iodure de potassium ; matin et soir, une cuillerée à café de la solution suivante :

> Iodure de potassium. . . . . .   3 grammes.
> Eau. 300   —

Jamais aucun accident ne l'a forcé à cesser l'iode, ni gastralgies, ni palpitations ; il se porte bien, a engraissé, s'est marié et a deux enfants, l'un de 6 ans, l'autre de 3 ans, qui tous deux ne présentent aucun des signes de la constitution strumeuse.

Il assure qu'il n'a rien perdu de sa puissance génésique ; il est âgé de 45 ans.

A ces observations, je pourrais joindre les expériences que j'ai faites sur moi-même (1), précisément dans le but de savoir si l'iode ou ses composés, pris à petites doses et longtemps continués, produisaient l'iodisme constitutionnel. Tous les jours, pendant trois années environ, j'ai pris de l'iode tantôt sous une forme, tantôt sous une autre, et cela sans jamais en avoir éprouvé le moindre phénomène fâcheux. Loin de là, cet usage prolongé des préparations iodées, prises à petites doses, m'a procuré la guérison de douleurs rhumatismales chroniques et d'un état rhumatoïde général qui me tourmentait depuis longtemps.

Pendant tout le temps que je me suis soumis à l'iode, non-seulement je n'ai éprouvé ni amaigrissement, ni palpitations, ni atrophie, ni aucun des accidents de l'iodisme constitutionnel décrits par M. Rilliet, mais ma santé s'est sensiblement améliorée et mes forces ont augmenté.

Pourquoi à Paris des résultats si différents de ceux observés à Genève ? J'avoue n'en rien savoir ; peut-être tiennent-ils à la nature des préparations iodées, et ensuite à la manière de les administrer, ou bien à certaines prédispositions ou idiosyncrasies.

(1) Voir la lettre que j'ai adressée à l'Académie de médecine le 13 mars 1860

Je crois donc utile de rappeler en terminant que les diverses préparations iodées ont une action et des symptômes qui sont propres à chacune d'elles ; cette différence d'action suivant sa préparation, n'est pas particulière à cette substance, on la retrouve surtout dans le mercure, avec lequel l'iode a de très-grands rapports par la manière d'agir. Mais un point qu'il ne faut jamais perdre de vue dans l'administration des préparations iodées, c'est l'action de ce médicament sur l'économie.

Cette action peut se manifester plus ou moins promptement, suivant les sujets et suivant certaines idiosyncrasies que nous ne connaissons pas; mais en examinant attentivement ce qui se passe, on voit que les symptômes qui annoncent que l'économie commence à ressentir les effets du médicament ne paraissent jamais si subitement que déjà l'action de l'iode ne se soit manifestée par quelques symptômes qui lui sont particuliers, et comme nous pensons que toute action ultérieure est non-seulement inutile, mais devient d'autant plus nuisible que les iodiques continués saturent le corps davantage et pourraient à la longue produire l'iodisme constitutionnel, on doit suspendre le remède. Dans les affections organiques, constitutionnelles surtout, c'est là une partie essentielle de toute bonne pratique, à laquelle nous attribuons très-spécialement les succès. Il est donc très-important de surveiller le moment où l'iode va manifester son action, pour le suspendre sur-le-champ et le reprendre huit, dix quinze ou vingt jours après, c'est-à-dire au moment où doit finir l'action de l'iode qu'on a précédemment administré; le quitter de nouveau pour le reprendre et le laisser encore.

Nous ne saurions trop appeler l'attention du praticien sur cette manière de faire usage de l'alimentation iodée, et en agissant ainsi, l'on se mettra sûrement à l'abri de tous les effets pathogéniques fâcheux que pourrait faire naître l'iode administré trop longtemps, et l'on obtiendra presque toujours, pour ne pas dire toujours, les résultats les plus avantageux, sans jamais arriver à l'iodisme constitutionnel, qui, en résumé, est une exception si rare qu'elle ne doit pas plus empêcher les médecins de se servir de l'iode, que les cas de *delirium tremens* qu'on observe, ne doivent empêcher de boire du vin.

En résumé, il me paraît résulter des faits et des nouvelles explications publiées par M. Rilliet, dans son mémoire inséré dans la *Gazette hebdomadaire*, que c'est faute de s'entendre qu'on a tant discuté sur l'iodisme constitutionnel; pour M. Rilliet, et nous sommes de cet avis, l'iodisme constitutionnel est un *accident très-rare*, observé seulement dans certaines conditions particulières, qu'il est impossible de pouvoir bien définir pour le moment. S'il y a eu malentendu, nous

croyons devoir en accuser la première lettre de M. Rilliet à l'Académie (13 octobre 1858); en effet, dans cette lettre, l'iodisme n'était
pas considéré comme un fait rare, exceptionnel, mais bien comme
un accident fréquent, journalier et qui se manifestait toutes les fois
que l'iode était administré à petites doses et d'une manière continue.
C'est cette opinion trop absolue de notre savant confrère de Genève
qui a donné lieu à tous les débats sur l'iodisme constitutionnel. Aujourd'hui que M. Rilliet déclare que ces accidents de l'iode ne se produisent *que quelquefois* (1) et chez des individus à dispositions toutes
spéciales, tout le monde, je le pense, sera de son avis; mais alors nous
ferons observer que ce n'est pas le médicament, qui ne produit aucun
accident dans l'immense majorité des cas, qu'il faut accuser, mais
bien l'*idiosyncrasie* particulière de certains malades, leur tempérament, leur constitution tout exceptionnels, qui les empêchent de pouvoir supporter l'iode. Il en est de même de bien d'autres médicaments
ou aliments: que d'individus qui ne peuvent faire usage du vin, du
fer, de certains aliments, sans en éprouver des accidents graves;
dira-t-on pour cela que le vin, le fer ou ces aliments sont des poisons... C'est là peut-être qu'est tout le mystère de l'iodisme constitutionnel.

(1) *Gazette hebdomadaire.*

FIN.